Pflanzenbasiertes

Frühstücks-Kochbuch

Ein Leckeres Und Einfaches Kochbuch Für
Fantastische Frühstücks- Und Smoothie-Ideen
Auf Pflanzenbasis

Rebecca Queen

Helene Winkler

aktuelle und zuverlässige und vollständige Informationen zu präsentieren. Es werden keine Garantien jeglicher Art erklärt oder impliziert. Die Leser erkennen an, dass der Autor sich nicht an der rechtlichen, finanziellen, medizinischen oder professionellen Beratung beteiligt. Der Inhalt dieses Buches wurde aus verschiedenen Quellen abgeleitet. Bitte wenden Sie sich an einen lizenzierten Fachmann, bevor Sie die in diesem Buch beschriebenen Techniken ausprobieren.

Mit der Lektüre dieses Dokuments erklärt sich der Leser damit einverstanden, dass der Autor unter keinen Umständen für direkte oder indirekte Verluste verantwortlich ist, die durch die Verwendung der in diesem Dokument enthaltenen Informationen entstehen, einschließlich, aber nicht beschränkt auf Fehler, Auslassungen oder Ungenauigkeiten.

Inhaltsverzeichnis

Rezepte

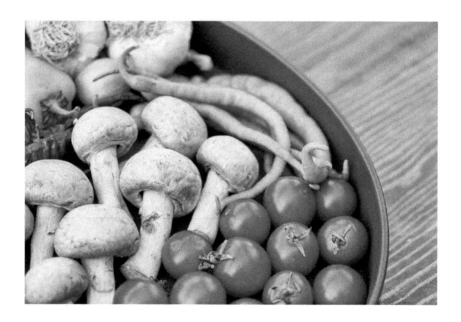

Kale Smoothie

Zubereitungszeit: 5 Minuten

Portionen: 1

Zutaten

- Mandelbutter: 1 EL

- Große Banane: 1 gefroren

- Frischer Grünkohl: 1 Tasse

- Ungesüßte Mandelmilch: 3/4 Tasse

Wegbeschreibungen:

1. Fügen Sie alle Zutaten in den Mixer

2. Mischen, um eine glatte Konsistenz zu bilden

Ernährung:

Kohlenhydrate: 34,1

Protein: 12,8 g

Fette: 14 g

Kalorien: 244 Kcal

Obst Medley Smoothie

Zubereitungszeit: 5 Minuten

Portionen: 2

Zutaten

- Banane: 1 reif geschnitten
- Mandelmilch: 1 Tasse
- Kokosöl: 1 EL
- Ingwer pulverförmig: 1 TL
- Gefrorenes Frucht-Medley: 1 Tasse
- Chia-Samen: 2 EL

Wegbeschreibungen:

1. Fügen Sie alle Zutaten in den Mixer
2. Blend, um eine glatte Konsistenz zu geben
3. Gießen Sie auf die Gläser und servieren

Ernährung:

Kohlenhydrate: 52,8 g

Protein: 6,4 g

Fette: 22.5 g

Kalorien: 407 Kcal

Kiwi und Mandeln Smoothie

Zubereitungszeit: 5 Minuten

Portionen: 2

Zutaten

- Mandeln: 1/2 Tasse

- Kokosmilch: 1 Tasse

- Kiwi: 1 Medium geschält und in Scheiben geschnitten

- Banane:1 in Scheiben geschnitten

- Eiswürfel: 4

- Avocado: 1/2 klein

- Babyspinat:1 Tasse leicht verpackt

Wegbeschreibungen:

1. Fügen Sie alle Zutaten in den Mixer

2. Mischen, um eine glatte Konsistenz zu bilden

Ernährung:

Kohlenhydrate: 37,1 g

Protein: 15,2 g

Fette: 28.3 g

Kalorien: 427 Kcal

Grüner gesunder Smoothie

Zubereitungszeit: 5 Minuten

Portionen: 1

Zutaten

- Große Banane: 1 gefroren
- Frischer Spinat: 1 Tasse
- Haferwalzen: 2 EL
- Ungesüßte Mandelmilch: 3/4 Tasse

Wegbeschreibungen:

1. Fügen Sie alle Zutaten in den Mixer
2. Mischen, um eine glatte Konsistenz zu bilden

Ernährung:

Kohlenhydrate: 41,2 g

Protein: 8,9 g

Fette: 3.9 g

Kalorien: 220 Kcal

Mango Mandeln Smoothie

Zubereitungszeit: 5 Minuten

Portionen: 1

Zutaten

- Gefrorene Mango-Stücke: 1 Tasse

- Mandeln: 1/4 Tasse ganz

- Hafermilch: 1/2 Tasse

- Gefrorene Banane: 1 große in Scheiben geschnitten

Wegbeschreibungen:

1. Fügen Sie alle Zutaten in den Mixer

2. Mischen bis glatt

Ernährung:

Kohlenhydrate: 73,1 g

Protein: 10,5 g

Fette: 18.7 g

Kalorien: 486 Kcal

Grüne Pina Colada

Zubereitungszeit: 5 Minuten

Portionen: 2

Zutaten

- Vollfette Kokosmilch: 250 ml
- Frische Ananas: 330 g gehackt
- Banane: 1
- Frischer Spinat: 30 g
- Wasser: 125 ml
- Sesamsamen: 2 EL

Wegbeschreibungen:

1. Fügen Sie alle Zutaten in den Mixer
2. Mischen, um eine glatte Konsistenz zu bilden

Ernährung:

Kohlenhydrate: 36,7 g

Protein: 6,4 g

Fette: 6.5 g

Kalorien: 198 Kcal

Erdnussbutter grüner Smoothie

Zubereitungszeit: 5 Minuten

Portionen: 2

Zutaten

- Kokosmilch: 1 Tasse
- Erdnussbutter: 2 EL
- Gefrorene Banane: 1 kleine in Scheiben geschnitten
- Gefrorene Zucchini: 1/2 Tasse in Scheiben geschnitten

Wegbeschreibungen:

1. Fügen Sie alle Zutaten in den Mixer
2. Mischen, um eine glatte Konsistenz zu bilden

Ernährung:

Kohlenhydrate: 33,1 g

Protein: 12,2 g

Fette: 18,0 g

Kalorien: 335 Kcal

Frühstück Burger

Zubereitungszeit: 10 Minuten

Kochzeit: 30 Minuten

Portionen: 4

Zutaten:

- 1 Tasse Pilze, gehackt
- 2 Teelöffel Ingwer, gerieben
- 1 Tasse gelbe Zwiebel, gehackt
- 1 Tasse rote Linsen
- 1 Süßkartoffel, gehackt
- 2 und 1/2 Tassen Veggie Stock
- 1/4 Tasse Hanfsamen
- 1/4 Tasse Petersilie, gehackt
- 1 Esslöffel Currypulver
- 1/4 Tasse Koriander, gehackt
- 1 Tasse schnell Hafer
- 4 Esslöffel Reismehl

Wegbeschreibungen:

1. Stellen Sie Ihren Instant Topf auf Sauté-Modus, fügen Sie Zwiebeln, Pilze und Ingwer, rühren und sautieren für 2 Minuten.

2. Linsen, Vorrat und Süßkartoffeln zugeben, rühren,

abdecken und Kochzeit: auf Hoch für 6 Minuten.

3. Diese Mischung beiseite lassen, abkühlen, mit einem Kartoffelbrei zerkleinern, Petersilie, Hanf, Currypulver, Koriander, Hafer und Reismehl hinzufügen und gut rühren.

4. 8 Patties aus dieser Mischung formen, alle auf einem gefütterten Backblech anordnen, bei 375 Grad F in den Ofen einführen und auf jeder Seite 10 Minuten backen.

5. Zwischen Den Tellern aufteilen und zum Frühstück servieren.

6. Genießen!

Ernährung: Kalorien 140, Fett 3, Ballaststoffe 4, Kohlenhydrate 14, Protein 13

Guava Smoothie

Zubereitungszeit: 5 Minuten

Portionen: 1

Zutaten

- Große Banane: 1 gefroren

- Guava: 2 Tassen entgededed und gewürfelt

- Ungesüßte Mandelmilch: 3/4 Tasse

Wegbeschreibungen:

1. Fügen Sie alle Zutaten in den Mixer

2. Mischen, um eine glatte Konsistenz zu bilden

Ernährung:

Kohlenhydrate: 75g

Protein: 9,7 g

Fette: 3.6 g

Kalorien: 425Kcal

Heiße Wurst und Pfeffer Frühstück Auflauf

Zubereitungszeit: 57 Minuten

Kochzeit 50 Minuten

Portionen 8

Zutaten

- 10 Tasse Weißbrot, gewürfelt
- 23/4 Tassen Eiswasser
- 1 1/4 Tasse pflanzlicher ungesüßter Rahmer
- 2 Esslöffel natives Olivenöl extra
- 3 vegane Wurst, in Scheiben geschnitten
- 1 Paprika, entkernt und gehackt
- 1 mittelgroße Zwiebel, gehackt
- 2 Knoblauchzehen, gehackt
- 5 Tassen Spinatblätter
- 1 Tasse veganer Parmesan, gerieben
- 1 Teelöffel gemahlenes Meersalz, oder nach Geschmack
- 1/2 Teelöffel gemahlene Muskatnuss
- 1/2 Teelöffel gemahlener schwarzer Pfeffer
- 1 Esslöffel frische Petersilie, gehackt
- 1 Teelöffel frischer Rosmarin, gehackt
- 1 Teelöffel frischer Thymian, gehackt

- 1 Teelöffel frischer Oregano, gehackt
- 1 Esslöffel vegane Butter

Wegbeschreibungen:

1. Den Backofen auf 375 °F vorheizen und eine 13"x 8" Backform einfetten.
2. Schnappen Sie sich eine mittlere Schüssel und fügen Sie das Wasser, Milch und Muskatnuss. Whisk gut, bis kombiniert.
3. Pop eine Pfanne über eine mittlere Hitze und fügen Sie das Öl.
4. Die Wurst in die Pfanne geben und die Kochzeit: 8-10 Minuten lang, bis sie gebräunt ist. Aus der Pfanne nehmen und zur Seite knallen.
5. Fügen Sie die Zwiebeln und Kochzeit: für 3 Minuten.
6. Die Paprika und die Kochzeit hinzufügen: für 5 Minuten.
7. Knoblauch, Salz und Pfeffer und Kochzeit hinzufügen: 2 Minuten lang aus der Pfanne nehmen und zur Seite knallen.
8. Den Spinat in die Pfanne geben und die Kochzeit: bis welkt.
9. Den Spinat aus der Pfanne nehmen und dann hacken. Drücken Sie das Wasser aus.

10.   Schnappen Sie sich die gefettete Backform und fügen Sie die Hälfte des würfelförmigen Brotes auf den Boden.

11.   Fügen Sie die Hälfte des Spinats nach oben, gefolgt von der Hälfte des Spinats und der Hälfte der Zwiebel-Pfeffer-Mischung.

12.   Mit der Hälfte des Parmesans bestreuen und dann wiederholen.

13.   Die Eiermischung noch einmal verrühren und dann über den Auflauf gießen.

14.   In den Ofen geben und 30 Minuten backen, bis er gebräunt ist.

15.   Servieren und genießen.

Ernährung:

Kalorien 263, Gesamtfett 8,2g, gesättigte Fettsäuren 1g, Cholesterin 0mg, Natrium 673mg, Gesamtkohlenhydrate 31,8g, Ballaststoffe 3,4g, Gesamtzucker 3,6 g, Protein 12,9g, Calcium 239mg, Eisen 3mg, Kalium 377mg

Orange Nüsse Smoothie

Zubereitungszeit: 5 Minuten

Portionen: 4 Tassen

Zutaten

- Erdnüsse: 1 Tasse

- Mandeln: 1 Tasse

- Erdbeeren: 6

- Orange: 1

- Ananas: 1 Tasse gehackt

- Wasser: 1 Tasse

Wegbeschreibungen:

1. Fügen Sie alle Zutaten in den Mixer

2. Mischen, um eine glatte Konsistenz zu bilden

Ernährung:

Kohlenhydrate: 25,2 g

Protein: 15,5 g

Fette: 18.6 g

Kalorien: 462 Kcal

Kardamom & Heidelbeer-Haferflocken

Zubereitungszeit: 10 Minuten

Kochzeit 3 Minuten

Portionen 1

Zutaten

- 3/4 Tasse schnell Hafer
- 1 1/4 Tasse Wasser
- 1/2 Tasse ungesüßte Mandelmilch, geteilt
- 2 Esslöffel reiner Ahornsirup
- 1/4 gehäuft Teelöffel Zimt
- 1/8 Teelöffel Karamominuten
- Handvoll Walnüsse
- Handvoll getrocknete Johannisbeeren

Wegbeschreibungen:

1. Das Wasser in einen kleinen Topf geben und zum Kochen bringen.
2. Hafer hinzufügen, durchrühren, die Hitze auf Medium und die Kochzeit reduzieren: für 3 Minuten.
3. Die Hälfte der Milch dazugeben, wieder umrühren und Kochzeit: für weitere Sekunden.
4. Von der Hitze nehmen und 3 Minuten stehen lassen.
5. In eine Schüssel geben und mit den restlichen Zutaten.

6. Mit der Milch betränken und genießen.

Ernährung:

Kalorien 568, Gesamtfett 24.4g, gesättigte Fettsäuren 1.9g,
Cholesterin 0mg, Natrium 118mg, Gesamtkohlenhydrate 77g,
Ballaststoffe 10.4g, Gesamtzucker 26.8g, Protein 16.5g, Vitamin
D 1mcg, Calcium 263mg, Eisen 5mg, Kalium 651mg

Cashew-Käse-Spread

Zubereitungszeit: 5 Minuten

Kochzeit: 0 Minuten

Portionen: 5

Zutaten:

- 1 Tasse Wasser
- 1 Tasse rohe Cashews
- 1 TL Nährhefe
- 1/2 TL Salz

Optional: 1 TL Knoblauchpulver

Wegbeschreibungen:

1. Die Cashews 6 Stunden in Wasser einweichen.
2. Drain und transferieren Sie die eingeweichten Cashews zu einem Lebensmittelverarbeiter.
3. Fügen Sie 1 Tasse Wasser und alle anderen Zutaten und mischen.
4. Für den besten Geschmack, servieren gekühlt.
5. Genießen Sie sofort, oder speichern Sie für später.

Ernährung:

Kalorien 162, Gesamtfett 12,7g, gesättigte Fettsäuren 2,5 g, Cholesterin 0mg, Natrium 239mg, Gesamtkohlenhydrate 9,7g, Ballaststoffe 1,1g, Gesamtzucker 1,5 g, Protein 4,6g, Calcium

15mg, Eisen 2mg, Kalium 178mg

High Protein Erdnussbutter Smoothie

Zubereitungszeit: 3 Minuten Portionen: 2

Zutaten

- 2 Tassen Grünkohl
- 1 Banane
- 2 EL Hanfsamen
- 1 EL Erdnussbutter
- 2/3 Tasse Wasser
- 2 Tassen Eis
- 1 Tasse Mandel- oder Cashewmilch
- 2 EL Kakaopulver
- 1 Scoop Vega Vanille Proteinpulver

Wegbeschreibungen:

1. Den Grünkohl und die Banane in einen Mixer geben, dann die Hanfsamen und Erdnussbutter dazugeben.
2. Milch, Wasser und Eis dazugeben und mischen, bis die Zutaten kombiniert sind.
3. Fügen Sie das Proteinpulver hinzu.
4. In Gläser gießen und servieren.

Ernährung:

Kalorien 687, Gesamtfett 50,4g, gesättigtes Fett 38g, Cholesterin 0mg, Natrium 176mg, Gesamtkohlenhydrate 46,5g, Ballaststoffe

9,9g, Gesamtzucker 23,7g, Protein 20,4g, Vitamin D 0mcg,

Calcium 150mg, Eisen 8mg, Kalium 979mg

Ananas und Kale Smoothie

Zubereitungszeit: 3 Minuten

Portionen 2

Zutaten

- 1 Tasse griechischer Joghurt

- 1 1/2 Tassen gewürfelte Ananas

- 3 Tassen Baby Grünkohl

- 1 Gurke

- 2 EL Hanfsamen

Wegbeschreibungen:

1. Pop alles in einem Mixer und Blitz

2. In Gläser gießen und servieren.

Ernährung:

Kalorien 509, Gesamtfett 8,9g, gesättigte Fettsäuren 3,3g,

Cholesterin 10mg, Natrium 127mg, Gesamtkohlenhydrate 87,1g,

Ballaststoffe 10,3g, Gesamtzucker 55,3 g, Protein 30,6g, Vitamin

D 0mcg, Calcium 438mg, Eisen 5mg, Kalium 1068mg

Vanille und Mandel Smoothie

Zubereitungszeit: 3 Minuten

Portionen 1

Zutaten

- 2 Kugeln veganes Vanilleproteinpulver
- 1/2 Tasse Mandeln
- 1 Tasse Wasser

Wegbeschreibungen:

1. Pop alles in einem Mixer und Blitz
2. In Gläser gießen und servieren.

Ernährung:

Kalorien 415, Gesamtfett 33.8g, gesättigte Fettsäuren 1.8g,

Cholesterin 0mg, Natrium 108mg, Gesamtkohlenhydrate 18.2g,

Ballaststoffe 7.9g, Gesamtzucker 2g, Protein 42.1g, Vitamin D

0mcg, Calcium 255mg, Eisen 9mg, Kalium 351mg

Ananas, Orange und Erdbeer-Smoothie

Zubereitungszeit: 5 Minuten

Portionen: 4 Tassen

Zutaten

- Erdbeeren: 6

- Orange: 1

- Ananas: 1 Tasse gehackt

- Wasser: 1 Tasse

Wegbeschreibungen:

1. Fügen Sie alle Zutaten in den Mixer

2. Mischen, um eine glatte Konsistenz zu bilden

Ernährung:

Kohlenhydrate: 12,2 g

Protein: 2 g

Fette: 0.2 g

Kalorien: 48 Kcal

Gekühlter Cantaloupe Smoothie

Zubereitungszeit: 10 Minuten

Portionen 2

Zutaten:

- 11/2 Tassen Cantaloupe, gewürfelt
- 2 EL gefrorenes Orangensaftkonzentrat
- 1/4 Tasse Weißwein
- 2 Eiswürfel
- 1 EL Zitronensaft
- 1/2 Tasse Minze Blätter, zum Garnieren

Wegbeschreibungen:

1. Mischen Sie alle Zutaten, um eine glatte Mischung zu schaffen.
2. Top mit Minzblättern, und servieren.

Ernährung:

Kalorien 349, Gesamtfett 13.1g, gesättigte Fettsäuren 11.3g, Cholesterin 0mg, Natrium 104mg, Gesamtkohlenhydrate 50.5g, Ballaststoffe 5.5g, Gesamtzucker 46.4g, Protein 6.5g, Vitamin D 0mcg, Calcium 117mg, Eisen 5mg, Kalium 1320mg

Pistazien Spinat Smoothie

Zubereitungszeit: 5 Minuten

Portionen: 1

Zutaten

- Große Banane: 1
- Eiswürfel: 4
- Pistazien: 1/4 Tasse
- Frischer Spinat: 1 Tasse
- Haferwalzen: 2 EL
- Ungesüßte Mandelmilch: 3/4 Tasse

Wegbeschreibungen:

1. Fügen Sie alle Zutaten in den Mixer
2. Mischen, um eine glatte Konsistenz zu bilden

Ernährung:

Kohlenhydrate: 49,2 g

Protein: 12,9 g

Fette: 21,9 g

Kalorien: 392 Kcal

Instant Pot Erdbeeren und Hafer Frühstück

Portionen: 2

Zubereitungszeit: 5 Minuten

Kochzeit: 10 Minuten

Zutaten:

- 1/3 Tasse altmodischer Haferhafer
- 2 Esslöffel getrocknete Erdbeeren
- Eine Prise Salz
- 2 Tassen Wasser
- 2/3 Tasse Mandelmilch
- 1/2 Teelöffel Kokoszucker

Wegbeschreibungen:

1. Legen Sie das Wasser in Ihren Instanttopf.
2. Erdbeeren, Hafer, Mandelmilch und Zucker zugeben.
3. Kochzeit: auf Hoch für 10 Minuten, beiseite lassen, um Druck zu lösen, den Hafer in Frühstücksschüsseln übertragen und servieren.
4. Genießen!

Nährwert: Kalorien 200, Fett 5, Kohlenhydrate 25, Ballaststoffe 2,8, Protein 8,6

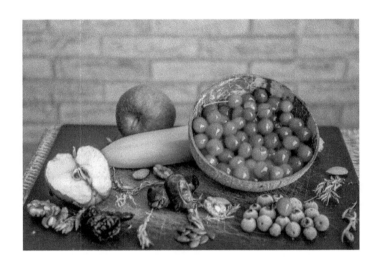

Halva Smoothie

Zubereitungszeit: 5 Minuten

Portionen: 1

Zutaten

- Getrocknetes Datum: 1 entsteint
- Tahini: 1 EL
- Frische Feigen: 2
- Mandelmilch: 1 Tasse
- Vanilleextrakt: 1/4 TL

Wegbeschreibungen:

1. Fügen Sie alle Zutaten in den Mixer
2. Mischen, um eine glatte Konsistenz zu bilden

Ernährung:

Kohlenhydrate: 66,0 g

Protein: 12,1 g

Fette: 16.5g

Kalorien: 435 Kcal

Spezielle Instant Pot Vegan Kürbis Haferflocken

Portionen: 6

Zubereitungszeit: 10 Minuten

Kochzeit: 4 Minuten

Zutaten:

- 1 und 1/2 Tassen Stahl geschnitten Hafer
- 1 und 1/2 Tassen Kürbispüree
- 4 und 1/2 Tassen Wasser
- 1 Teelöffel allspice
- 1 Teelöffel Vanille
- 2 Teelöffel Zimtpulver
- 1/2 Tasse Kokoszucker
- 1/4 Tasse Pekannüsse, gehackt
- 1 Esslöffel Zimt
- Mandelmilch zum Servieren

Wegbeschreibungen:

1. Legen Sie das Wasser in Ihren Instanttopf.
2. Hafer, Kürbispüree, 2 Teelöffel Zimt, Vanille und Allspice zugeben.
3. Rühren, Abdeckung, Kochzeit: auf Hoch für 3 Minuten und dann Druck loslassen.
4. In der Zwischenzeit in einer Schüssel Pekannüsse mit

Zucker und 1 Esslöffel Zimt mischen und gut rühren.

5. Über KürbisHafermehl streuen und mit Mandelmilch servieren.

6. Genießen!

Nährwert: Kalorien 130, Fett 3, Kohlenhydrate 12, Ballaststoffe 3, Protein 4, Zucker 10

Instant Pot Frühstück Quinoa

Portionen: 6

Zubereitungszeit: 10 Minuten

Kochzeit: 3 Minuten

Zutaten:

- 1 und 1/2 Tassen Quinoa
- 2 Esslöffel Ahornsirup
- 2 und 1/4 Tassen Wasser
- 1/4 Teelöffel Zimt, gemahlen
- 1/2 Teelöffel Vanille
- Eine Prise Salz
- Geschnittene Mandel zum Servieren

Wegbeschreibungen:

1. In Ihrem Instanttopf Wasser mit Ahornsirup, Quinoa, Zimt, Vanille und Salz mischen.

2. Kochzeit: bei hohem Druck für 1 Minute, lassen Sie 10 Minuten beiseite, um Druck zu lösen, gießen Sie in Frühstücksschüsseln und servieren mit geschnittenen Mandeln auf der Oberseite.

3. Genießen!

Nährwert: 120, Fett 10, Kohlenhydrate 12, Ballaststoffe 4, Protein 5

Karottenfrühstück

Portionen: 6

Zubereitungszeit: 20 Minuten

Kochzeit: 10 Minuten

Zutaten:

- 1 Tasse Stahl geschnitten Hafer
- 4 Tassen Wasser
- 1 Esslöffel Kokosbutter
- 2 Teelöffel Zimt, gemahlen
- 1 Tasse Karotten, fein gerieben
- 3 Esslöffel Ahornsirup
- 1 Teelöffel Kürbiskuchen Gewürz
- Eine Prise Salz
- 1/4 Tasse Chia Samen
- 3/4 Tasse Rosinen

Wegbeschreibungen:

1. In Ihrem InstantTopf Kokosbutter mit Wasser, Zimt, Karotten, Ahornsirup, Salz- und Kürbiskuchengewürz und Kochzeit mischen: auf Hoch für 10 Minuten.

2. Lassen Sie Topf beiseite, um Druck für 10 Minuten freizugeben, fügen Sie Hafer, Chia-Samen und Rosinen, Decken Topf und lassen Sie es beiseite für weitere 10

Minuten.

3. Übertragen Sie das Karottenhafermehl in Frühstücksschüsseln und servieren Sie es sofort!

4. Genießen!

Nährwert: Kalorien 150, Fett 3, Kohlenhydrate 12, Zucker 13, Ballaststoffe 8, Protein 8

Pfirsiche und Sahne Hafer

Portionen: 2

Zubereitungszeit: 10 Minuten

Kochzeit: 3 Minuten

Zutaten:

- 2 Pfirsiche, gehackt
- 1 Tasse Kokosmilch
- 1 Tasse Stahl geschnitten Hafer
- 1/2 Vanillebohne
- 2 Tassen Wasser

Wegbeschreibungen:

1. Legen Sie die Pfirsiche in Ihren Instant-Topf.
2. Kokosmilch, Hafer, Vanillebohne und Wasser und Kochzeit hinzufügen: für 3 Minuten.
3. 10 Minuten beiseite lassen, um Druck freizusetzen und servieren.
4. Genießen!

Nährwert: 130, Fett 2, Kohlenhydrate 5, Ballaststoffe 2, Protein 3

Instant Pot Frühstück Risotto

Portionen: 4

Zubereitungszeit: 10 Minuten

Kochzeit: 22 Minuten

Zutaten:

- 1 und 1/2 Tassen Arborio Reis
- 2 Äpfel, gewürfelt
- 2 Esslöffel Kokosbutter
- Eine Prise Salz
- 1 und 1/2 Teelöffel Zimt
- 1/3 Tasse Stevia
- 1 Tasse Apfelsaft
- 3 Tassen Mandelmilch
- 1/2 Tassenkirschen, getrocknet

Wegbeschreibungen:

1. Kokosbutter und Reis in Ihren Instanttopf, Deckel und Kochzeit geben: auf Hoch für 6 Minuten.

2. Sofortigen Topf aufdecken, den Reis rühren und mit Apfelsaft, Mandelmilch, Äpfeln, Rohzucker, einer Prise Salz und Zimt, Deckel und Kochzeit mischen: auf Hoch für 10 Minuten.

3. Servieren Sie Ihren Frühstücksreis in mittleren Schüsseln

mit getrockneten Kirschen obendrauf.

4. Genießen!

Nährwert: Kalorien 178, Fett 12, Kohlenhydrate 1, Ballaststoffe 3,

Protein 12, Zucker 11

Köstliche Apfelbutter

Portionen: 80

Zubereitungszeit: 10 Minuten

Kochzeit: 1 Stunde

Zutaten:

- 1/2 Tasse Apfelessig
- 16 Äpfel, entkernt und in Scheiben geschnitten
- 2 und 1/2 Tassen Palmzucker
- 1/4 Teelöffel Nelken, gemahlen
- 3 Teelöffel Zimt

Wegbeschreibungen:

1. Legen Sie die Äpfel in Ihren Instant-Topf, Abdeckung und Kochzeit: auf Hoch für 1 Stunde.
2. Druck loslassen, die Äpfel auf Ihren Küchenmaschine-Prozessor übertragen und sehr gut mischen.
3. Geben Sie Äpfel in Ihren Instanttopf zurück, fügen Sie Palmzucker, Essig, Zimt und Nelken hinzu, rühren Sie gut, decken Sie den Topf und die Kochzeit: auf Low für 15 Minuten.
4. In die Gläser geben und morgens mit geröstetem Brot servieren.
5. Genießen!

Nährwert: Kalorien 50, Fett 0,1, Kohlenhydrate 11,2, Ballaststoffe 0,9, Zucker 10, Protein 0,1

Veggie Knödel

Zubereitungszeit: 10 Minuten

Kochzeit: 15 Minuten

Portionen: 6

Zutaten:

- 1 Esslöffel Olivenöl
- 1 Tasse Pilze, gehackt
- 1 und 1/2 Tassen Kohl, gehackt
- 1/2 Tasse Karotten, gerieben
- 1 und 1/2 Tassen Wasser
- 2 Esslöffel Sojasauce
- 1 Teelöffel Ingwer, gerieben
- 1 Esslöffel Reisweinessig
- 1 Teelöffel Sesamöl
- 12 vegane Knödelverpackungen

Wegbeschreibungen:

1. Stellen Sie Ihren Instant Topf auf Sauté-Modus, fügen Sie Olivenöl, erhitzen Sie es, fügen Sie Pilze, rühren und Kochen Zeit: für 2 Minuten.

2. Karotten, Kohl, Sojasauce und Essig zugeben, rühren und Kochen: für 3 Minuten mehr.

3. Sesamöl und Ingwer hinzufügen, umrühren und in eine

Schüssel geben.

4. Ordnen Sie alle Wrapper auf einer Arbeitsfläche an, teilen Sie die Gemüsemischung, wickeln Sie sie um und versiegeln Sie sie mit etwas Wasser.

5. Fügen Sie das Wasser zu Ihrem Instant-Topf, fügen Sie Dampfer-Korb, fügen Knödel innen, Abdeckung Topf und Kochzeit: auf Hoch für 7 Minuten.

6. Zwischen Den Tellern aufteilen und zum Frühstück servieren.

7. Genießen!

Ernährung: Kalorien 100, Fett 2, Ballaststoffe 1, Kohlenhydrate 9, Protein 3

Einfacher Tofu Mix

Zubereitungszeit: 10 Minuten

Kochzeit: 10 Minuten

Portionen: 4

Zutaten:

- 1 Pfund extra fester Tofu, gewürfelt
- 1 Tasse Süßkartoffel, gehackt
- 3 Knoblauchzehen, gehackt
- 2 Esslöffel Sesamsamen
- 1 gelbe Zwiebel, gehackt
- 2 Teelöffel Sesamöl
- 1 Karotte, gehackt
- 1 Esslöffel Tamari
- 1 Esslöffel Reisessig
- 2 Tassen Schneeerbsen, halbiert
- 1/3 Tasse Veggie Lager
- 2 Esslöffel Paprikasauce
- 2 Esslöffel Jakobsmuscheln, gehackt
- 2 Esslöffel Tahini Paste

Wegbeschreibungen:

1. Stellen Sie Ihren Instant Topf auf Sauté-Modus, öl hinzufügen, erhitzen, fügen Sie Süßkartoffel, Zwiebeln und

Karotten, rühren und Kochen Zeit: für 2 Minuten.

2. Knoblauch, die Hälfte der Sesamsamen, Tofu, Essig, Tamari und Vorrat hinzufügen, rühren und Kochen Zeit: für 2 Minuten mehr.

3. Cover Topf und Kochzeit: auf Hoch für 3 Minuten mehr.

4. Fügen Sie Erbsen, den Rest der Sesamsamen, grüne Zwiebeln, Tahini-Paste und Pfeffersauce, rühren, decken und Kochen Zeit: auf Low für 1 Minuten mehr.

5. In Schüsseln aufteilen und zum Frühstück servieren.

6. Genießen!

Ernährung: Kalorien 172, Fett 7, Ballaststoffe 1, Kohlenhydrate 20, Protein 6

Instant Pot Vegan Kastanienbutter

Portionen: 4

Zubereitungszeit: 10 Minuten

Kochzeit: 20 Minuten

Zutaten:

- 1 und 1/2 Pfund frische Kastanien
- 11 Unzen Wasser
- 11 Unzen Kokoszucker

Wegbeschreibungen:

1. Kastanien in Hälften schneiden, schälen und in Ihren Instanttopf geben.
2. Wasser und Zucker hinzufügen, Deckel und Kochzeit abdecken: auf Hoch für 20 Minuten.
3. Druck für ca. 10 Minuten loslassen, die Mischung sehr gut auf Ihren Mixer und Puls übertragen.
4. In eine Schüssel geben und morgens auf geröstetem und in Scheiben geschnittenes Brot servieren.
5. Genießen!

Nährwert: Kalorien 80, Fett 0, Kohlenhydrate 20, Zucker 17, Protein 0

Persimmon Mango Smoothie

Zubereitungszeit: 5 Minuten

Portionen: 1

Zutaten

- Gefrorene Mango-Stücke: 1/2 Tasse
- Karotte: 1 kleine geschält und gehackt
- Kokosmilch: 1 Tasse Getränk
- gemahlener Zimt: 1/4 TL
- Reife Persimmon: 1/2 reif
- Leinsamen: 1 TL
- Mandelbutter: 1 EL
- Hanfsamen: 1 TL

Wegbeschreibungen:

1. Fügen Sie alle Zutaten in den Mixer
2. Mischen, um eine glatte Konsistenz zu bilden

Ernährung:

Kohlenhydrate: 27,2 g

Protein: 10 g

Fette: 15.1 g

Kalorien: 256 Kcal

Frühstück Quinoa Salat

Zubereitungszeit: 10 Minuten

Kochzeit: 20 Minuten

Portionen: 4

Zutaten:

- 1 gelbe Zwiebel, gehackt
- 3 Esslöffel Olivenöl
- 1 Karotte, gehackt
- 2 Tassen Pilze, in Scheiben geschnitten
- Zest aus 1/2 Zitrone, gerieben
- 2 Esslöffel Zitronensaft
- Eine Prise Salz und schwarzer Pfeffer
- 4 Knoblauchzehen, gehackt
- 1 Tasse Quinoa
- 10 Kirschtomaten, halbiert
- 1 Tasse Veggie Stock
- 1 Esslöffel Frühlingszwiebeln, gehackt

Wegbeschreibungen:

1. Stellen Sie Ihren Instant Topf auf Sauté-Modus, öl hinzufügen, erhitzen, Zwiebel und Karotten hinzufügen, rühren und sautieren für 2 Minuten.

2. Pilze hinzufügen, rühren und Kochzeit: für 3 Minuten

mehr.

3. Salz, Pfeffer, Knoblauch, Zitronensaft und Zitronenschale, Quinoa und Vorrat zugeben, umrühren und kochen: für 1 Minute.

4. Tomaten hinzufügen, Topf abdecken, Kochzeit: auf Hoch für 10 Minuten, in Schüsseln teilen, Frühlingszwiebeln darauf streuen und zum Frühstück kalt servieren.

5. Genießen!

Ernährung: Kalorien 179, Fett 2, Ballaststoffe 3, Kohlenhydrate 18, Protein 7

Zimt Haferflocken

Zubereitungszeit: 10 Minuten

Kochzeit: 4 Minuten

Portionen: 3

Zutaten:

- 3 Tassen Wasser
- 1 Tasse Stahl geschnitten Hafer
- 1 Apfel, entkernt und gehackt
- 1 Esslöffel Zimtpulver

Wegbeschreibungen:

1. In Ihrem InstantTopf Wasser mit Hafer, Zimt und Apfel mischen, rühren, abdecken und Kochzeit: auf Hoch für 4 Minuten.

2. Wieder umrühren, in Schüsseln teilen und zum Frühstück servieren.

3. Genießen!

Ernährung: Kalorien 200, Fett 1, Ballaststoffe 7, Kohlenhydrate 12, Protein 10

Frühstück Kokosrisotto

Zubereitungszeit: 10 Minuten

Kochzeit: 7 Minuten

Portionen: 4

Zutaten:

- 1 Tasse Arborio Reis
- 2 Tassen Mandelmilch
- 1 Tasse Kokosmilch
- 1/3 Tasse Agavennektar
- 2 Teelöffel Vanilleextrakt
- 1/4 Tasse Kokosflocken, geröstet

Wegbeschreibungen:

1. Stellen Sie Ihren Instant Topf auf Simmer-Modus, fügen Sie Mandel- und Kokosmilch und zum Kochen bringen.
2. Agavennektar und Reis hinzufügen, umrühren, abdecken und Kochzeit: auf Hoch für 5 Minuten.
3. Vanille und Kokosnuss hinzufügen, unterrühren, in Schüsseln teilen und warm servieren.
4. Genießen!

Ernährung: Kalorien 192, Fett 1, Ballaststoffe 1, Kohlenhydrate 20, Protein 4

Kürbis Hafer

Zubereitungszeit: 10 Minuten

Kochzeit: 3 Minuten

Portionen: 6

Zutaten:

- 4 und 1/2 Tassen Wasser
- 1 und 1/2 Tassen Stahl geschnitten Hafer
- 2 Teelöffel Zimtpulver
- 1 Teelöffel Vanilleextrakt
- 1 Teelöffel allspice
- 1 und 1/2 Tasse Kürbispüree
- 1/4 Tasse Pekannüsse, gehackt

Wegbeschreibungen:

1. In Ihrem InstantTopf Wasser mit Hafer, Zimt, Vanille-Allspice und Kürbispüree mischen, rühren, abdecken und Kochzeit: auf Hoch für 3 Minuten.
2. In Schüsseln aufteilen, wieder umrühren, abkühlen und oben mit Pekannüssen servieren.
3. Genießen!

Ernährung: Kalorien 173, Fett 1, Ballaststoffe 5, Kohlenhydrate 20, Protein 6

Rich Quinoa Curry

Zubereitungszeit: 10 Minuten

Kochzeit: 12 Minuten

Portionen: 6

Zutaten:

- 1 Süßkartoffel, gehackt
- 1 Brokkolikopf, Blüten getrennt
- 1 kleine gelbe Zwiebel, gehackt
- 15 Unzen Dosen Kichererbsen, entwässert
- 28 Unzen Tomatenkonserven, gehackt
- 14 Unzen Kokosmilch
- 1/4 Tasse Quinoa
- 1 Esslöffel Ingwer, gerieben
- 2 Knoblauchzehen, gehackt
- 1 Esslöffel Kurkuma, gemahlen
- 2 Teelöffel Tamarisauce
- 1 Teelöffel Chiliflocken
- 1 Teelöffel Miso

Wegbeschreibungen:

1. In Ihrem InstantTopf, mischen Sie Kartoffeln mit Brokkoli, Zwiebel, Kichererbsen, Tomaten, Milch, Quinoa, Ingwer, Knoblauch, Kurkuma, Tamari-Sauce, Chili und Miso,

rühren, abdecken und Kochen Zeit: auf Hoch für 12 Minuten.

2. Noch einmal umrühren, in Schüsseln teilen und zum Frühstück servieren.

3. Genießen!

Ernährung: Kalorien 400, Fett 20, Ballaststoffe 11, Kohlenhydrate 50, Protein 12

Köstliches Frühstück Tapioka Pudding

Portionen: 6

Zubereitungszeit: 10 Minuten

Kochzeit: 8 Minuten

Zutaten:

- 1/3 Tasse Tapiokaperlen, gewaschen und entwässert

- 1/2 Tasse Wasser

- 1/2 Tasse Kokoszucker

- 1 und 1/4 Tassen Mandelmilch

- Zest aus 1/2 Zitrone

Wegbeschreibungen:

1. Die Tapiokaperlen in eine Schüssel geben und mit Wasser, Zucker, Milch und Zitronenschale vermischen.

2. Gut umrühren, in Ihren Instant-Topf und Die Kochzeit übertragen: auf Hoch für 8 Minuten.

3. Druck loslassen, den Pudding 10 Minuten beiseite lassen, in Frühstücksschüsseln gießen und sofort servieren!

4. Genießen!

Nährwert: Kalorien 180, Fett 2,5, Kohlenhydrate 39, Ballaststoffe 0,1, Protein 2,5

Mango-Bananen-Smoothie

Zubereitungszeit: 5 Minuten

Portionen: 1

Zutaten

- Mandelbutter: 1 EL

- Gefrorene Mango-Stücke: 1/2 Tasse

- Banane: 1 klein

- Leinsamen: 1 TL

- gemahlener Zimt: 1/4 TL

- Hanfsamen: 1 TL

- Kokosmilch: 1 Tasse Getränk

Wegbeschreibungen:

1. Fügen Sie alle Zutaten in den Mixer

2. Mischen, um eine glatte Konsistenz zu bilden

Ernährung:

Kohlenhydrate: 27,2 g

Protein: 10 g

Fette: 15.1 g

Kalorien: 270 Kcal

Instant Pot Frühstück Porridge

Portionen: 6

Zubereitungszeit: 10 Minuten

Kochzeit: 35 Minuten

Zutaten:

- 1/4 Tasse geteiltes gelbes Gramm, geröstet
- 1 Esslöffel geteiltbengalisches Gramm, geröstet
- 1 und 1/2 Tassen Banane, gehackt
- 1 Tasse Mandelmilch
- 1 Tasse Reis, gewaschen
- 3 Tassen Wasser
- 2 Tassen jaggery, gehackt
- 3 Esslöffel Cashews, gehackt
- 1 Teelöffel Kardamompulver
- 2 Esslöffel Rosinen
- 1/4 Teelöffel Muskatpulver
- Einige Safransträge

Wegbeschreibungen:

1. In Ihrem InstantTopf, mischen Gelb und Bengal Gramm mit Reis, Mandelmilch und 2 und 1/2 Tassen Wasser und Kochzeit: auf High für 5-6 Minuten.

2. Druck loslassen und vorerst beiseite lassen.

3. In einer Schüssel Jaggery mit dem Rest des Wassers mischen, rühren und gießen Sie alles in eine Pfanne erhitzt bei mittlerer Hitze.

4. Kochzeit: für 7 Minuten, oft rühren und dann die Reis-Gramm-Mischung hinzufügen.

5. Wieder umrühren und Kochzeit: für 4 Minuten.

6. Rosinen, Cashews, Rühren und Kochzeit hinzufügen: für 2 Minuten.

7. Kardamompulver, Muskatpulver, Safran und Bananen zugeben, umrühren und Kochen: für 1 Minute.

8. Gießen Sie diese in Frühstücksschüsseln und servieren Sie sofort.

9. Genießen!

Nährwert: Kalorien 70, Fett 1, Kohlenhydrate 5, Ballaststoffe 1, Protein 1

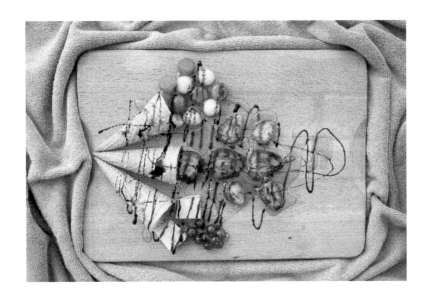

Frühstück Reisschale

Zubereitungszeit: 10 Minuten

Kochzeit: 30 Minuten

Portionen: 4

Zutaten:

- 1 Esslöffel Olivenöl
- 2 Esslöffel chana masala
- 1 rote Zwiebel, gehackt
- 1 Esslöffel Ingwer, gerieben
- 1 Esslöffel Knoblauch, gehackt
- 1 Tasse Kichererbsen
- 3 Tassen Wasser
- Eine Prise Salz und schwarzer Pfeffer
- 14 Unzen Tomaten, gehackt
- 1 und 1/2 Tassen brauner Reis

Wegbeschreibungen:

1. Stellen Sie Ihren Instant Topf auf Sauté-Modus, fügen Sie das Öl, erhitzen Sie es, fügen Sie Zwiebel, rühren und Kochen Zeit: für 7 Minuten.

2. Salz, Pfeffer, Chana Masala, Ingwer und Knoblauch zugeben, rühren und Kochen: für 1 Minute mehr.

3. Tomaten, Kichererbsen, Reis und Wasser zugeben,

umrühren, abdecken und Kochen: auf Hoch für 20 Minuten.

4. Noch einmal umrühren, in Schüsseln teilen und zum Frühstück servieren.

5. Genießen!

Ernährung: Kalorien 292, Fett 4, Ballaststoffe 3, Kohlenhydrate 9, Protein 10

Kürbis-Kuchen-Smoothie

Zubereitungszeit: 5 Minuten

Portionen: 4

Zutaten

- Roher Kürbis:175 g
- Cloves:1
- Muskatnuss:1/8 TL
- Termine: 4
- Banane:1
- Boden-Ingwer:1/8 TL
- gemahlener Zimt:1 TL
- Cashewmilch:500 ml
- Eis: nach Ihren Wünschen

Wegbeschreibungen:

1. Fügen Sie alle Zutaten in den Mixer
2. Mischen Sie auf hohe Geschwindigkeit, um es glatt zu machen

Ernährung:

Kohlenhydrate: 24,9 g

Protein: 3,5 g

Fette: 1 g

Kalorien: 148 Kcal

Smoothie Schüssel

Zubereitungszeit: 5 Minuten

Portionen: 2

Zutaten

- Ungesüßte Mandelmilch: 250 ml
- Gefrorene Bananen: 2 große
- Erdnussbutter:2 EL
- Heidelbeeren gefroren:140 g
- Pistazien: 2 EL gehackt

Wegbeschreibungen:

1. Fügen Sie alle Zutaten in den Mixer außer Pistazien und mischen Sie gut

2. Fügen Sie frische Beeren auf der Oberseite und Pistazien und servieren

Ernährung:

Kohlenhydrate: 41,6 g

Protein: 7 g

Fette: 16,4 g

Kalorien: 261 Kcal

Beruhigend nach Dem Training Smoothie

Zubereitungszeit: 5 Minuten

Portionen: 2

Zutaten

- Erdbeeren: 1 Tasse gehackt
- Hafermilch: 1 Tasse
- Banane: 1
- Erdnussbutter: 1 EL

Wegbeschreibungen:

1. Fügen Sie alle Zutaten in den Mixer
2. Mischen Sie auf hohe Geschwindigkeit, um es glatt zu machen

Ernährung:

Kohlenhydrate: 26.7g

Protein: 7g

Fette: 8.5g

Kalorien: 198 Kcal

Millet und Veggie Mix

Zubereitungszeit: 10 Minuten

Kochzeit: 16 Minuten

Portionen: 4

Zutaten:

- 1 Tasse Hirse
- 1/2 Tasse Austernpilze, gehackt
- 2 Knoblauchzehen, gehackt
- 1/2 Tasse grüne Linsen
- 1/2 Tasse Bok choy, gehackt
- 2 und 1/4 Tassen Veggie Stock
- 1 Tasse gelbe Zwiebel, gehackt
- 1 Tasse Spargel, gehackt
- 1 Esslöffel Zitronensaft
- 1/4 Tasse Petersilie und Schnittlauch, gehackt

Wegbeschreibungen:

1. Stellen Sie Ihren Instant Topf auf Sauté-Modus, erhitzen Sie es, fügen Sie Knoblauch, Zwiebeln und Pilze, rühren und Kochen Zeit: für 2 Minuten.

2. Linsen und Hirse hinzufügen, rühren und Kochzeit: für ein paar Sekunden mehr.

3. Vorrat, Umrühren, Deckel und Kochzeit hinzufügen: auf

Hoch für 10 Minuten.

4. Spargel und Bok Choy hinzufügen, umrühren, abdecken und alles für 3 Minuten beiseite lassen.

5. Petersilie und Schnittlauch und Zitronensaft zugeben, unterrühren, in Schüsseln teilen und zum Frühstück servieren.

6. Genießen!

Ernährung: Kalorien 172, Fett 3, Ballaststoffe 8, Kohlenhydrate 19, Protein 5

Veggies Quiche

Zubereitungszeit:15MinutenKochzeit: 1 Stunde; Portionen: 4

Zutaten:

- 1 Tasse Wasser

- Prise Salz

- 1/3 Tasse Bulgur Weizen

- 3/4 Esslöffel leichtes Sesamöl

- 1 1/2 Tassen frische Cremini Pilze, in Scheiben geschnitten

- 2 Tassen frischer Brokkoli, gehackt

- 1 gelbe Zwiebel, gehackt

- 16 Unzen fester Tofu, gepresst und gewürfelt

- 3/4 Esslöffel weiß miso

- 11/4 Esslöffel Tahini

- 1 Esslöffel Sojasauce

Wegbeschreibungen:

1. Den Ofen auf 350 Grad vorheizen. Eine Tortenschale fetten.

2. In einer Pfanne das Wasser bei mittlerer Hitze und Salz zum Kochen bringen.

3. Den Bulgur einrühren und wieder zum Kochen bringen.

4. Reduzieren Sie die Hitze auf niedrig und köcheln, bedeckt für etwa 12-15 Minuten oder bis die gesamte Flüssigkeit

absorbiert wird.

5. Von der Hitze nehmen und leicht abkühlen lassen.

6. Nun, legen Sie den gekochten Bulgur in die Tortenschale gleichmäßig und mit den Fingern, drücken Sie in den Boden.

7. Etwa 12 Minuten backen.

8. Aus dem Ofen nehmen und leicht abkühlen lassen.

9. In der Zwischenzeit, in einer Pfanne, Erhitzen Öl bei mittlerer Hitze.

10. Die Pilze, Brokkoli und Zwiebel und Kochzeit hinzufügen: für ca. 10 Minuten, gelegentlich unter Rühren.

11. Von der Hitze nehmen und in eine große Schüssel geben, um sie leicht abzukühlen.

12. In der Zwischenzeit, in einer Küchenmaschine, fügen Sie die restlichen Zutaten und Puls, bis glatt.

13. Die Tofumischung mit Veggie-Mischung in die Schüssel geben und mischen, bis sie gut kombiniert ist.

14. Die Gemüsemischung gleichmäßig über die gebackene Kruste legen.

15. Etwa 30 Minuten backen oder bis die Oberseite goldbraun wird.

16. Aus dem Ofen nehmen und mindestens 10

Minuten beiseite stellen.

17. Mit einem scharfen Messer in 4 gleich große Scheiben schneiden und servieren.

Zubereitungszeit für die Mahlzeit: Tipp:

1. In eine wiederverschließbare Plastiktüte die gekühlten Quiche-Scheiben legen und versiegeln.

2. Kühlen Sie ca. 2-4 Tage.

3. In der Mikrowelle auf High ca. 1 Minute vor dem Servieren aufwärmen.

Ernährung:

Kalorien: 212, Fette: 10.4g, Kohlenhydrate: 19.6g, Ballaststoffe: 5.7g, Zucker: 3.4g, Proteine: 14.4g, Natrium: 425mg

Erdbeere, fruchtig und nussig Smoothie

Zubereitungszeit: 5 Minuten

Portionen: 4 Tassen

Zutaten

- Erdbeeren: 6

- Erdnüsse: 1 Tasse

- Orange: 1

- Ananas: 1 Tasse gehackt

- Wasser: 1 Tasse

Wegbeschreibungen:

1. Fügen Sie alle Zutaten in den Mixer

2. Mischen, um eine glatte Konsistenz zu bilden

Ernährung:

Kohlenhydrate: 18,2 g

Protein: 8 g

Fette: 18,2 g

Kalorien: 258 Kcal

Sonnenblumenkern Butter Smoothie

Zubereitungszeit: 5 Minuten

Portionen: 2

Zutaten

- Kokosmilch: 1 Tasse

- Gefrorene Banane: 1 kleine in Scheiben geschnitten

- Sonnenblumenkernbutter: 2 EL

- Spinat: 1/2 Tasse in Scheiben geschnitten

Wegbeschreibungen:

1. Fügen Sie alle Zutaten in den Mixer

2. Mischen, um eine glatte Konsistenz zu bilden

Nährwertangaben

Kohlenhydrate: 33,1 g

Protein: 13,2 g

Fette: 18,0 g

Kalorien: 335 Kcal

Einfaches Brot

Zubereitungszeit:15MinutenKüche:40MinutenZeit: 16

Zutaten:

- 2 Teelöffel Ahornsirup
- 2 Tassen warmes Wasser
- 4 Tassen Vollkornmehl
- 1 Esslöffel Instanthefe
- 1/2 Teelöffel Salz

Wegbeschreibungen:

1. In einer Tasse den Ahornsirup in warmem Wasser auflösen.

2. In einer großen Schüssel Mehl, Hefe und Salz dazugeben und gut vermischen.

3. Die Ahornsirupmischung zugeben und mischen, bis sich ein klebriger Teig bildet.

4. Den Teig in eine gefettete 9×5-Zoll-Brotpfanne geben.

5. Die Laibpfanne abdecken und ca. 20 Minuten beiseite stellen.

6. Den Ofen auf 390 Grad vorheizen.

7. Entdecken Sie die Laibpfanne und backen Sie für etwa 40 Minuten oder bis ein Zahnstocher in der Mitte eingeführt kommt sauber heraus.

8. Die Pfanne aus dem Ofen nehmen und auf ein Drahtgestell legen, um ca. 20 Minuten abzukühlen.

9. Entfernen Sie das Brot vorsichtig aus der Laibpfanne und legen Sie es vor dem Schneiden vollständig auf das Drahtgestell.

10. Mit einem scharfen Messer den Brotlaib in gewünschte Große schneiden und servieren.

11. Zubereitungszeit für die Mahlzeit: Tipp:

12. In eine wiederverschließbare Plastiktüte legen Sie das Brot und versiegeln Sie den Beutel, nachdem Sie die überschüssige Luft herausgequetscht haben.

13. Halten Sie das Brot von direkter Sonneneinstrahlung fern und bewahren Sie es an einem kühlen und trockenen Ort für ca. 1-2 Tage auf.

Ernährung:

Kalorien: 118, Fette: 0.3g, Kohlenhydrate: 24.7g, Ballaststoffe: 1g, Zucker: 0.6g, Proteine: 3.5g, Natrium: 76mg

Quinoa Brot

Zubereitungszeit:15MinutenKochzeit: 1 1/2 Stunden

Portionen: 12

Zutaten:

- 13/4 Tassen ungekochte Quinoa, über Nacht eingeweicht und gespült
- 1/4 Tasse Chia Samen, eingeweicht in 1/2 Tasse Wasser über Nacht
- 1/2 Teelöffel Bicarbonat Soda
- Salz, nach Bedarf
- 1/4 Tasse Olivenöl
- 1/2 Tasse Wasser
- 1 Esslöffel frischer Zitronensaft

Wegbeschreibungen:

1. Den Ofen auf 320 Grad vorheizen. Laibpfanne mit Pergamentpapier auslegen.
2. In einer Küchenmaschine, fügen Sie alle Zutaten und Puls für etwa 3 Minuten.
3. Die Mischung gleichmäßig in die vorbereitete Laibpfanne geben.
4. Backen Sie für ca. 1 1/2 Stunden oder bis ein Zahnstocher in der Mitte sauber herauskommt.

5. Die Pfanne aus dem Ofen nehmen und auf ein Drahtgestell legen, um ca. 20 Minuten abzukühlen.

6. Entfernen Sie das Brot vorsichtig aus der Laibpfanne und legen Sie es vor dem Schneiden vollständig auf das Drahtgestell.

7. Mit einem scharfen Messer den Brotlaib in gewünschte Große schneiden und servieren.

Zubereitungszeit für die Mahlzeit: Tipp:

8. In eine wiederverschließbare Plastiktüte legen Sie das Brot und versiegeln Sie den Beutel, nachdem Sie die überschüssige Luft herausgequetscht haben.

9. Halten Sie das Brot von direkter Sonneneinstrahlung fern und bewahren Sie es an einem kühlen und trockenen Ort für ca. 1-2 Tage auf.

Ernährung:

Kalorien: 137, Fette: 6.5g, Kohlenhydrate: 16.9g, Ballaststoffe: 2.6g, Zucker: 0g, Proteine: 4g, Natrium: 20mg

Tapioka Pudding

Zubereitungszeit: 10 Minuten

Kochzeit: 8 Minuten

Portionen: 4

Zutaten:

- 1/3 Tasse TapiokaPerlen
- 1/2 Tasse Wasser
- 1 und 1/4 Tassen Mandelmilch
- 1/2 Tasse Stevia
- Zest aus 1/2 Zitrone, gerieben

Wegbeschreibungen:

1. In einer hitzebeständigen Schüssel Tapioka mit Mandelmilch, Stevia und Zitronenschale mischen und gut rühren.

2. Fügen Sie das Wasser zu Ihrem Instant-Topf, fügen Sie Dampfer-Korb, und hitzebeständige Schüssel innen, Abdeckung und Kochzeit: auf Hoch für 8 Minuten.

3. Rühren Sie Ihren Pudding und servieren zum Frühstück.

4. Genießen!

Ernährung: Kalorien 187, Fett 3, Ballaststoffe 1, Kohlenhydrate 18, Protein 3

Frühstück Arugula Salat

Zubereitungszeit: 10 Minuten

Kochzeit: 15 Minuten

Portionen: 6

Zutaten:

- 2 Tassen Wasser
- 1 Tasse Kamutkörner, 12 Stunden eingeweicht, entwässert und mit etwas Zitronensaft vermischt
- 1 Teelöffel Sonnenblumenöl
- Eine Prise Salz
- 4 Unzen rucola
- 2 Blutorangen, geschält und in mittlere Segmente geschnitten
- 1 Esslöffel Olivenöl
- 3 Unzen Walnüsse, gehackt

Wegbeschreibungen:

1. In Ihrem Instanttopf Kamutkörner mit Sonnenblumenöl und Wasser mischen, rühren, abdecken und Kochen Zeit: auf Hoch für 15 Minuten.

2. Kamut abtropfen lassen, in eine Schüssel geben, eine Prise Salz, Rucola, Orangensegmente, Öl und Walnüsse dazugeben, gut werfen und zum Frühstück servieren.

3. Genießen!

Ernährung: Kalorien 125, Fett 6, Ballaststoffe 2, Kohlenhydrate 4, Protein 3

Tofu & Pilz Muffins

Zubereitungszeit:20MinutenKüche:20MinutenZeit: 6

Zutaten:

- 1 Teelöffel Olivenöl

- 1 1/2 Tassen frische Pilze, gehackt

- 1 Jakobsmuschel, gehackt

- 1 Teelöffel Knoblauch, gehackt

- 1 Teelöffel frischer Rosmarin, gehackt

- Gemahlener schwarzer Pfeffer, nach Bedarf

- 1 (12,3-Unzenpaket lite fester Seidentofu, entwässert

- 1/4 Tasse ungesüßte Mandelmilch

- 2 Esslöffel Nährhefe

- 1 Esslöffel PfeilwurzelStärke

- 1 Teelöffel Kokosöl, erweicht

- 1/4 Teelöffel gemahlener Kurkuma

Wegbeschreibungen:

1. Den Ofen auf 375 Grad vorheizen. 12 Tassen einer Muffinpfanne vorheizen.

2. In einer Antihaftpfanne das Öl bei mittlerer Hitze erhitzen und den Jakobsmuschel und Knoblauch ca. 1 Minute anbraten.

3. Die Pilze dazugeben und ca. 5-7 Minuten sautieren.

4. Rosmarin und schwarzen Pfeffer unterrühren und von der Hitze entfernen.

5. Beiseite stellen, um leicht abzukühlen.

6. In einer Küchenmaschine, fügen Sie den Tofu und die restlichen Zutaten und Puls, bis glatt.

7. Die Tofumischung in eine große Schüssel geben.

8. In der Pilzmischung falten.

9. Die Mischung gleichmäßig in vorbereitete Muffinbecher geben.

10. Backen Sie für etwa 20-22 Minuten oder bis ein Zahnstocher in der Mitte eingeführt kommt sauber heraus.

11. Die Muffinpfanne aus dem Ofen nehmen und auf ein Drahtgestell legen, um ca. 10 Minuten abzukühlen.

12. Vorsichtig die Muffins auf Drahtgestell umkehren und warm servieren.

Zubereitungszeit für die Mahlzeit: Tipp:

1. Um die Muffins vorsichtig auf ein Drahtgestell umkehren, um sie vollständig abzukühlen.

2. Linie 1-2 luftdichte Behälter mit Papiertüchern.

3. Muffins über Papiertuch in einer einzigen Schicht anordnen.

4. Bedecken Sie die Muffins mit einem anderen Papiertuch.

5. Kühlen Sie ca. 2-3 Tage.

6. In der Mikrowelle auf High ca. 2 Minuten vor dem Servieren aufwärmen.

Ernährung:

Kalorien: 74, Fette: 3.5g, Kohlenhydrate: 5.3g, Ballaststoffe: 1.4g, Zucker: 1.1g, Proteine: 6.2g, Natrium: 32mg

Protein Blueberry Smoothie

Zubereitungszeit: 5 Minuten

Portionen: 2

Zutaten

- Ungesüßte Kokosmilch: 1 Tasse

- Brombeeren: 1/2 Tasse

- Ungesüßte Kokosflocken: 1/4 Tasse

- Banane: 1/2

- Chia Seeds Protein Pulver: 2 Kugeln

Wegbeschreibungen:

1. Fügen Sie alle Zutaten in den Mixer

2. Gut mischen und ins Glas gießen

Nährwertangaben

Kohlenhydrate: 24,0 g

Protein: 23,1 g

Fette: 11.2 g

Kalorien: 376 Kcal

Tropisches Paradies Smoothie

Zubereitungszeit: 5 Minuten

Portionen: 2

Zutaten

- Geschälte Banane gefroren: 1 dünn geschnitten
- Frische Mango: 1/2 Tasse gewürfelt
- Eiswürfel: 4
- Vollfette Kokosmilch: 1 Tasse
- Ananas-Stücke: 3/4 Tasse
- Gemahlener Ingwer: 1/8 TL
- Chia-Samen: 1 EL
- Geröstete geschredderte Kokosnuss: 2 EL zum Topping

Wegbeschreibungen:

1. Fügen Sie alle Zutaten in den Mixer außer gerösteten Kokosnüssen
2. Mischung, um glatt zu machen
3. Top mit gerösteten Kokosnüssen und servieren

Nährwertangaben

Kohlenhydrate: 33,3 g

Protein: 8 g

Fette: 26.4 g

Kalorien: 359 Kcal

Erdbeer-Kokos-Smoothie

Zubereitungszeit: 5 Minuten

Portionen: 2

Zutaten

- Kokosmilch: 1 Tasse

- Erdbeere: 1 Tasse

- Mandelbutter: 1 EL

- Gefrorene Mangowürfel: 1/2 Tasse

Wegbeschreibungen:

1. Fügen Sie alle Zutaten in den Mixer

2. Mischen Sie auf hohe Geschwindigkeit, um es glatt zu machen

Nährwertangaben

Kohlenhydrate: 18.8 g

Protein: 8 g

Fette: 26 g

Kalorien: 329 Kcal

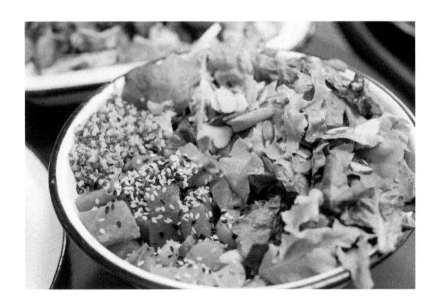

Fruchtige Haferflocken Muffins

Zubereitungszeit:15MinutenKüche:20MinutenZeit: 6

Zutaten:

- 1/2 Tasse Heißes Wasser
- 1/4 Tasse gemahlene Leinsamen
- 1 Banane, geschält und in Scheiben geschnitten
- 1 Apfel, geschält, entkernt und grob gehackt
- 2 Tassen haferter Hafer
- 1/2 Tasse Walnüsse, gehackt
- 1/2 Tasse Rosinen
- 1/4 Teelöffel Backpulver
- 2 Esslöffel gemahlener Zimt
- 1/2 Tasse Mandelmilch
- 1/4 Tasse Ahornsirup

Wegbeschreibungen:

1. Den Ofen auf 350 Grad vorheizen. 12 Tassen Muffindose mit Papierlinern auslegen.

2. In einer Schüssel Wasser und Leinsamen hinzufügen und schlagen, bis gut kombiniert. Ca. 5 Minuten beiseite stellen.

3. In einem Mixer, fügen Sie die Leinsamen-Mischung und alle Zutaten außer Heidelbeeren und Puls bis glatt und cremig.

4. Die Mischung gleichmäßig in vorbereitete Muffinbecher geben.

5. Backen Sie für etwa 20 Minuten oder bis ein Zahnstocher in der Mitte eingeführt kommt sauber heraus.

6. Die Muffindose aus dem Ofen nehmen und auf ein Drahtgestell legen, um ca. 10 Minuten abzukühlen.

7. Um die Muffins vorsichtig auf das Drahtgestell zu umkehren, um sie vor dem Servieren vollständig abzukühlen.

Zubereitungszeit für die Mahlzeit: Tipp:

8. Um die Muffins vorsichtig auf ein Drahtgestell umkehren, um sie vollständig abzukühlen.

9. Linie 1-2 luftdichte Behälter mit Papiertüchern.

10. Muffins über Papiertuch in einer einzigen Schicht anordnen.

11. Bedecken Sie die Muffins mit einem anderen Papiertuch.

12. Kühlen Sie ca. 2-3 Tage.

13. In der Mikrowelle auf High ca. 2 Minuten vor dem

Servieren aufwärmen.

Ernährung:

Kalorien: 351, Fette: 14.4g, Kohlenhydrate: 51.8g, Ballaststoffe: 8.2g, Zucker: 22.4g, Proteine: 8.2g, Natrium: 61mg

Veggie Omelet

Zubereitungszeit:15MinutenKüche:23MinutenZeit: 2

Zutaten:

- 8 Unzen frischer Spargel, getrimmt und in 1-Zoll-Stücke geschnitten
- 1/4 rote Paprika, entkernt
- 1/4 grüner Paprika, entkernt
- 1 Esslöffel frischer Schnittlauch, gehackt
- 3/4 Tasse Wasser
- 1/2 Tasse superfeine Kichererbsenmehl
- 1 Esslöffel Chia Samen
- 2 Esslöffel Nährhefe
- 1/2 Teelöffel Backpulver
- 1 Teelöffel getrocknetes Basilikum, zerkleinert
- 1/4 Teelöffel gemahlener Kurkuma
- 1/4 Teelöffel Paprikaflocken, zerkleinert
- Salz und gemahlener schwarzer Pfeffer, nach Bedarf
- 1 kleine Tomate, gehackt

Wegbeschreibungen:

1. In einer Pfanne aus dem leicht gesalzenen kochenden Wasser den Spargel und die Kochzeit hinzufügen: ca. 5-7 Minuten oder bis knusprig zart.

2. Den Spargel gut abtropfen lassen und beiseite stellen.

3. In der Zwischenzeit in einer Schüssel die Paprika, Schnittlauch und Wasser hinzufügen und mischen.

4. In einer anderen Schüssel die restlichen Zutaten außer Tomaten hinzufügen und gut vermischen.

5. Die Wassermischung in die Schüssel mit Mehlmischung geben und mischen, bis gut kombiniert.

6. Mindestens 10 Minuten beiseite stellen.

7. Leicht eine große Antihaftpfanne fetten und bei mittlerer Hitze erhitzen

8. Fügen Sie 1/2 der Mischung und mit der Rückseite eines Löffels, glätten.

9. Die Hälfte der Tomate gleichmäßig über die Mischung streuen.

10. Bedecken Sie die Pfanne fest und Kochzeit: für ca. 4 Minuten.

11. Nun die Hälfte des gekochten Spargels über eine Seite Omelett legen.

12. Falten Sie vorsichtig die andere Hälfte über Spargel, um ihn zu bedecken.

13. Bedecken Sie die Pfanne und Kochzeit: für 3-4 Minuten mehr.

14.   Wiederholen Sie dies mit der restlichen Mischung.

15.   Warm servieren.

Tipp:

1. In eine wiederverschließbare Plastiktüte die gekühlten Omelettscheiben legen und versiegeln.

2. Kühlen Sie ca. 2-3 Tage.

3. In der Mikrowelle auf High ca. 1 Minute vor dem Servieren aufwärmen.

Ernährung:

Kalorien: 271, Fette: 5.2g, Kohlenhydrate: 44.7g, Ballaststoffe: 15.8g, Zucker: 9.5g, Proteine: 18.2g, Natrium: 104mg

Hafermuffins

Zubereitungszeit:15MinutenKüche:20MinutenZeit: 6

Zutaten:

- 1/2 Tasse ungesüßte Mandelmilch
- 1 Esslöffel Apfelessig
- 1 1/2 Tassen Vollkornmehl
- 1 Teelöffel Backpulver
- 1 Teelöffel Backpulver
- 1/2 Teelöffel gemahlener Zimt
- 1/4 Teelöffel gemahlene Muskatnuss
- 1/4 Teelöffel gemahlener Ingwer
- 1/2 Teelöffel Meersalz
- 1/2 Tasse ungesüßte Apfelsauce
- 1/2 Tasse Ahornsirup
- 1 Teelöffel Vanilleextrakt
- 1 Tasse Karotten, geschält und gerieben
- 1/4 Tasse Walnüsse, gehackt
- 1/4 Tasse Rosinen

Wegbeschreibungen:

1. Den Ofen auf 350 Grad vorheizen. Im oberen Drittel des Ofens ein Gestell anrichten. Fetten Sie eine 12 Tassen Muffin Dose.

2. In einer großen Schüssel die Mandelmilch und den Essig dazugeben und gut vermischen. Beiseite.

3. In eine weitere große Schüssel, fügen Sie das Mehl, Backpulver, Backpulver, Gewürze und Salz.

4. In der Schüssel mit Essigmischung die Apfelsauce, Ahornsirup und Vanilleextrakt hinzufügen und schlagen, bis gut kombiniert.

5. Fügen Sie die Mehlmischung und mischen, bis nur kombiniert.

6. Die Karotten, Walnüsse und Rosinen sanft falten.

7. Die Mischung gleichmäßig in vorbereitete Muffinbecher geben und mit restlichem Hafer bestreuen.

8. Backen Sie für etwa 17-20 Minuten oder bis ein Zahnstocher in der Mitte eingeführt kommt sauber heraus.

9. Aus dem Ofen nehmen und die Muffindose auf ein Drahtgestell legen, um sie ca. 5 Minuten abzukühlen.

10. Um die Muffins vorsichtig auf das Drahtgestell zu umkehren, um sie vor dem Servieren vollständig abzukühlen.

Zubereitungszeit für die Mahlzeit: Tipp:

11. Um die Muffins vorsichtig auf ein Drahtgestell

umkehren, um sie vollständig abzukühlen.

12. Linie 1-2 luftdichte Behälter mit Papiertüchern.

13. Muffins über Papiertuch in einer einzigen Schicht anordnen.

14. Bedecken Sie die Muffins mit einem anderen Papiertuch.

15. Kühlen Sie ca. 2-3 Tage.

16. In der Mikrowelle auf High ca. 2 Minuten vor dem Servieren aufwärmen.

Ernährung:

Kalorien: 257, Fette: 3.8g, Kohlenhydrate: 51.8g, Ballaststoffe: 2.3g, Zucker: 22.4g, Proteine: 5g, Natrium: 399mg

Lightning Source UK Ltd.
Milton Keynes UK
UKHW021257180621
385747UK00002B/335